国家卫生和计划生育委员会"十三五"规划教材配套教材

全国高等学校配套教材

U0285039

供康复治疗学专业用

作业治疗学
实训指导

第2版

主　编　姜志梅

编　委（按姓氏笔画排序）

方乃权　香港理工大学康复治疗科学系　　陈少贞　中山大学附属第一医院

古月明　赣南医学院康复学院　　　　　　胡玉明　南通大学附属医院

刘　刚　南方医科大学第三附属医院　　　侯　红　南京医科大学第一附属医院

刘　璇　中国康复研究中心北京博爱医院　姜志梅　佳木斯大学康复医学院

刘晓丹　上海中医药大学康复医学院　　　贾　杰　复旦大学附属华山医院

闫彦宁　河北省人民医院　　　　　　　　陶　倩　暨南大学基础医学院

李奎成　宜兴九如城康复医院　　　　　　梁国辉　香港职业治疗学院

杨永红　四川大学华西医院　　　　　　　窦祖林　中山大学附属第三医院

张瑞昆　高雄长庚纪念医院　　　　　　　蔡素芳　福建中医药大学附属康复医院

秘　书

孙瑞雪　佳木斯大学康复医学院

人民卫生出版社

图书在版编目（CIP）数据

作业治疗学实训指导 / 姜志梅主编 . —2 版 . —北京：人民卫生出版社，2019

全国高等学校康复治疗专业第三轮规划教材配套教材

ISBN 978-7-117-28260-4

Ⅰ.①作…　Ⅱ.①姜…　Ⅲ.①康复医学 – 高等学校 – 教学参考资料　Ⅳ.①R49

中国版本图书馆 CIP 数据核字（2019）第 046047 号

| 人卫智网 | www.ipmph.com | 医学教育、学术、考试、健康，购书智慧智能综合服务平台 |
| 人卫官网 | www.pmph.com | 人卫官方资讯发布平台 |

作业治疗学实训指导
第 2 版

主　　编：姜志梅
出版发行：人民卫生出版社（中继线 010-59780011）
地　　址：北京市朝阳区潘家园南里 19 号
邮　　编：100021
E - mail：pmph @ pmph.com
购书热线：010-59787592　010-59787584　010-65264830
印　　刷：三河市尚艺印装有限公司
经　　销：新华书店
开　　本：787×1092　1/16　印张：6
字　　数：154 千字
版　　次：2013 年 8 月第 1 版　2019 年 5 月第 2 版
　　　　　2025 年 1 月第 2 版第 5 次印刷（总第10次印刷）
标准书号：ISBN 978-7-117-28260-4
定　　价：18.00 元
打击盗版举报电话：010-59787491　E-mail：WQ @ pmph.com
（凡属印装质量问题请与本社市场营销中心联系退换）

前言

作为《作业治疗学》(第2版)的配套教材,《作业治疗学实训指导》自2013年出版以来,受到师生们的欢迎,并得到较高评价。为了顺应康复教育的发展趋势,增加近5年新的作业治疗专业技能,《作业治疗学实训指导》(第2版)紧密配合主干教材《作业治疗学》(第3版),对编写结构及内容作了相应调整,由上版的13章增加到17章,实训由上版的23个增加为33个,具体变化包括以下几个方面。

一是将"辅助技术与环境改造"拆分为"辅助器具与助行器""环境调适"两章,其中"环境调适"分别设有学校环境评定与调适以及残疾人居住环境评定与调适两项实训指导内容;二是新增肌肉骨骼系统损伤作业治疗以及肌肉骨骼系统疾病作业治疗实训内容,病种涉及骨折、上肢功能重建术后、断指再植、截肢、前臂缺血性肌挛缩、类风湿关节炎及强直性脊柱炎;三是新增儿科疾病的作业治疗实训指导,包括儿童作业评定、以家庭为中心的发育障碍作业治疗和作业治疗在发育障碍中的应用三个方面的内容;四是增加了心血管疾病、慢性阻塞性肺疾病、烧伤作业治疗的实训指导内容,拓宽了师生在学习中对作业治疗临床应用的范围与认识;五是新增"作业治疗记录的撰写方法",便于学生们在学习了作业治疗理论知识与技能等内容后,通过文书记录的学习,将临床评定与治疗融为一体,融会贯通。

在新版的修订过程中,各位编委克服了许多困难,在此对各位编委的辛勤劳动与奉献表示衷心感谢!对学术秘书孙瑞雪表示衷心感谢!

诚挚地希望本版配套教材能更好地指导教师授课和帮助学生学习。敬请广大师生在本版配套教材的使用中,对其不足之处给予批评指正,以便在下一版中更加完善。

姜志梅

2019年1月

目录

第一章 作业治疗评定

实训 作业活动分析与活动分析

【目的与要求】

1. **掌握** 活动分析的意义。
2. **掌握** 活动分析（activity analysis，AA）的具体实施，能够设计一项治疗性活动，并且能够对此项活动进行分级或调适。
3. **掌握** 作业活动分析（occupational analysis，OA）的具体实施，能够采用三维作业能力评定表进行作业活动分析。

【地点】

作业治疗学实验室

【学时数】

4学时

【教具与器材】

1. 桌子、椅子、多媒体设备
2. 评定量表（活动分析表、三维作业能力评定表）
3. 评定工具（无）

【内容】

1. 设计一项治疗性活动，理解其治疗价值，并对此项活动进行分级或调适。
2. 观察一项作业活动的表现，采用三维作业评定表对此项作业活动进行分析，并对作业障碍予以调适以提高作业表现。

【教学方法】

1. 理论讲解、现场示范及多媒体演示
2. 分组讨论与练习
3. 教师巡查指导
4. PPT 汇报
5. 课后练习

【步骤】

一、活动分析

1. 教师预先挑选几个治疗性活动的方向,例如:

(1) 改善手指捏力的活动。

(2) 改善坐位平衡能力的活动。

(3) 改善手部温度觉的活动。

(4) 改善手指灵活性的活动。

(5) 改善记忆力的活动。

2. 教师预先找到一个活动分析的模板,例如 activity analysis format(Lamport,Coffey,Herch, 2002)。

3. 学生 4~6 人为一组,分为若干个小组。

4. 学生将所分配到的治疗性活动按照活动分析表进行讨论。

5. 每组学生以 PPT 汇报的形式展现小组讨论的结果。

二、作业活动分析

1. 预先录制一段视频,体现某一病例进行某一项作业活动的全过程,或采用模拟病人在实训课现场进行一项作业活动。

2. 学生 4~6 人为一组,分为若干个小组。

3. 学生将所观察的作业活动分为若干个步骤,以不超过 10 个为宜。

4. 学生小组讨论,采用三维作业技能评定表,对正常的作业活动所需的技能进行判断。

5. 学生观察病例进行作业活动的全过程,并对病例作业活动表现进行记录。

6. 每组学生汇报讨论结果。

【注意事项】

两种活动分析方法不同。

【总结】

对学生完成的情况和出现的问题给予点评,实训结束时填写。

【思考题】

1. 思考活动分析的意义?

2. 思考活动分析和作业活动分析还有哪些具体的实施方法?

(蔡素芳)

第二章 日常生活活动训练

实训 日常生活活动训练（以穿衣为例）

【目的与要求】

1. **掌握** 日常生活活动训练的意义和介入途径。
2. **熟悉** 活动分析在日常生活活动训练中的应用。
3. **掌握** 日常生活活动训练4步骤以及日常生活活动训练的形式。

【地点】

ADL 实训室

【学时数】

4 学时

【教具与器材】

1. 床、桌子、椅子、轮椅
2. 衣服（开衫、套头）、裤子（宽松）、袜子、鞋
3. 辅助用具 系扣器，穿袜器，取物器。

【内容】

1. 复习日常生活活动训练理论课内容。
2. 学习如何利用活动分析进行 ADL 训练。

【教学方法】

1. 多媒体及实际演示
2. 分组进行实际操作
3. 教师讲解指导
4. ADL 实训室体验
5. 操作考核
6. 课后作业

【步骤】

一、复习相关理论课内容

（一）复习理论课内容

1. ADL 概念。

2. ADL 训练的意义及训练的形式。

3. ADL 训练介入的 5 种途径。

（二）BADL & IADL

1. BADL 的定义及分类。

2. IADL 的定义及分类。

3. BADL 的活动成分及动作分析。

二、实际运用

（一）实际案例视频准备

提前准备几个不同的穿衣活动视频,最好能够体现不同的功能障碍患者的穿衣过程,例如认知障碍、单侧肢体功能障碍、双侧下肢功能障碍、协调障碍等。

（二）利用活动分析方法对视频的观察情况进行总结（表 2-1）

表 2-1　穿上衣的动作分析（以穿开衫为例）

	案例 1	案例 2	案例 3	案例 4
1. 放好衣服				
2. 上肢和手穿进正确袖管				
3. 把衣领拉到另一侧肩				
4. 穿上另一侧上肢				
5. 整理衣服,系好纽扣				

（三）启发学生利用不同的途径针对不同功能障碍的患者进行 ADL 训练

根据活动分析结果,对不同案例在穿衣过程中的每个步骤,采取调适性介入和矫治性介入的途径进行穿衣活动训练。

（四）日常生活活动训练的安排

1. 活动前访谈　对保障活动疗效极为重要。

2. 活动设计及安排　日常生活活动训练可以个人或小组形式进行,一定要确保在训练目标领域内。

3. 活动后患者总结　作业活动训练完毕后,需要与患者及陪同参与活动的家属一起作总结。

4. 活动后治疗师总结　归纳每个人对患者表现的观察。

5. 一对一学习对访谈量表的应用及填写。

三、实际操作

（一）准备

1. 准备作业活动感受记录表,作业技能评定表,作业表现记录表,整体作业表现评定表等。
2. 准备宽松的开身衣服,彩色胶带,穿衣辅助用具等。

（二）操作流程

将学生分为若干组,每组的学生数可视实际情况而定,以 3~5 名为宜;一位学生模仿治疗师,其余学生扮演不同功能障碍患者;以小组训练的方式,从访谈开始,之后进行穿脱衣服的实际操作,结束后,以组为单位发表归纳总结;教师进行点评和总结。

【注意事项】

尽可能在实际场景下进行 ADL 评定及训练。

【总结】

在实训结束时,对学生的完成情况和出现的问题给予点评。通过穿衣训练的例子,可以使用相同的教学方法进行其他日常生活活动训练的教学。

【思考题】

双侧下肢有功能障碍的患者独立穿裤子应具备哪些能力?

（刘　璇　蔡素芳）

第三章 | 治疗性作业活动

实训 园艺类活动的应用

【目的与要求】

1. 掌握 园艺疗法的概念。
2. 熟悉 常用园艺活动的治疗作用。
3. 能对患者进行园艺活动作业治疗。

【地点】

园艺文化中心、园艺区

【学时数】

4 学时

【教具与器材】

1. **工具** 花盆、铁锹、耙子、花剪、花铲、水桶、喷壶、浸种容器、手套、塑料薄膜等。
2. **材料** 营养土、花草种子。

【内容】

1. 复习园艺类活动理论课内容,介绍实训课的内容与流程。
2. 学习活动设计方法。
3. 学习活动调整方法。
4. 学习如何组织实施园艺活动作业治疗。

【教学方法】

1. 多媒体及实际演示
2. 实践操作与分组练习
3. 教师巡查讲解指导
4. 作品展示
5. 操作考核
6. 课后作业

【步骤】

病 例 分 析

患者刘某,男性,35岁,职员。

主诉 情绪低落半年,加重1个月。

现病史 患者半年来时常情绪低落,总觉得没意思,对什么事都提不起兴趣。总认为自己没有用,不愿意接触人,不上班时只喜欢待在家里,总觉得浑身没劲,有时头晕,食欲差,入睡困难,时常有轻生的念头。发病以来睡眠差,无明显消瘦。近1个月加重,为进一步诊断和治疗来我院就诊。

根据上述病例,请思考如下问题:如何对患者进行园艺活动作业治疗?

【任务实施】

（一）代表性活动

1. **花草的播种育苗** 包括营养土的配制（或者相应培养介质的配制）、苗床的准备、净种、种子消毒、播种、覆土、保湿、移苗、定植等过程。

2. **桌面盆栽** 简单的容器（一只小茶壶或一只陶瓷碗均可）、装好配制的营养土或相应的培养介质、移苗、定植、保湿等。

3. **植物修剪**

（1）摘心:此法在室内观叶花卉的植株调整中应用比较普及,促进枝条生长得充实,花和果实更大,观赏效果更好。

（2）疏剪:室内的观叶植物,应经常将植株上的枯黄叶片、枝条及时摘除和剪掉,以保持清洁和减轻病虫危害。

（3）修根:根系太长太密的应予修剪,可根据以下情况来考虑,树木新根发育不良,根系未密布底部,则翻盆应换稍大的盆,疏剪密集的根系,去掉老根,保留少数新根进行翻盆。

（二）活动的调整

1. **工具的调整** 加粗手柄工具可使抓握功能稍差的患者较容易完成活动,改变手柄形状以利于手功能欠佳者使用。

2. **场地和位置的调整** 可选择室内和室外场地进行训练,如身体功能较好者可选室外训练,而体弱者或活动不便者宜进行室内训练;可通过改变工作位置来使训练更具针对性。

3. **活动本身的调整** 根据患者情况和场地条件,选择不同活动或不同工序进行训练。

（三）注意事项

1. 园艺场地地面要求平整,将台阶改造为斜坡,方便轮椅通行。斜坡长度较长的应该安装扶手,方便上下行走,防止跌倒。

2. 定期做好驱蚊驱虫。

3. 合理把握参加园艺活动者的适应证,有伤人行为或对某些植物过敏者慎选此活动。

4. 把握好植物习性,合理浇水及日照。

【分享和交流】

各组将剪好的作品共同分享,谈谈活动的感受及活动过程的注意事项,并分享如何选择治疗性作业活动。

【总结】

对学生的完成情况和出现的问题给予点评,实训结束时填写。

（刘　刚）

第四章 | 感觉统合治疗

实训一 感觉统合障碍表现及常用辅助治疗

【目的与要求】

1. **掌握** 五大感觉系统功能,理解感觉统合和适应性反应的概念。
2. **掌握** 感觉统合障碍的分型与表现,理解感觉统合障碍的概念。
3. **熟悉** 常用感觉统合辅助治疗。

【地点】

感觉统合治疗室或治疗场所

【学时数】

4 学时

【教具与器材】

各类悬挂器材、球类、滑行类器材、滚动类器材、擦刷类用具、色彩丰富和闪光玩具、锣鼓、摇铃等。

【内容】

1. 复习感觉统合治疗理论课内容,介绍实训课的内容与流程。
2. 体验五大感觉系统功能。
3. 见习感觉统合障碍儿童在感觉调节障碍、感觉辨别障碍和感觉基础性运动障碍方面的行为表现。
4. 介绍感觉餐单制作、Wilbarger 治疗法、水域活动、眼动控制训练、口部感觉运动治疗、自然环境治疗、神经发育疗法、感觉刺激。

【教学方法】

1. 以两个同学为一组进行配对,亲身体验,相互操作;然后以 4 个同学为一组,设计和体验感觉统合治疗活动及其功能。
2. 病例示教,观察感觉统合障碍的行为表现、评估和治疗。

3. 教师巡查讲解指导。

4. 课后作业。

【步骤】

一、体验五大感觉系统功能

（一）触觉

1. 闭上双眼,前方放置 10 个不同形状和质地的物品,学生根据指令逐个地拿给对方。

2. 学生互相体验以不同方式、不同质地的刷子和触觉球刺激四肢的感觉。

（二）本体觉

1. 学生闭上双眼,根据指令完成举臂、抬腿、踢腿、弯腰等动作。

2. 学生相互体验快速轻快挤压和缓慢稳稳用力挤压关节、被动接受挤压和主动对抗挤压关节的感觉。

3. 体验坐在大笼球上蹦跳、在蹦床上蹦跳的感觉。

（三）前庭觉

1. 学生体验坐在秋千上直线摇晃和旋转的感觉,以不同速度摇晃和旋转的感觉,自己控制秋千和被动活动的感觉(注意有不良反应时立即终止活动)。

2. 学生体验俯卧在大笼球上头低脚高位的感觉、前后摇晃的感觉。

（四）视觉

1. 学生体验看色彩鲜艳与色彩暗淡物体的不同视觉效果。

2. 学生体验看闪光发光与非闪光非发光物体的不同视觉效果。

（五）听觉

体验高音铃声与低音鼓音、快节奏与慢节奏音乐的听觉效果。

（六）感觉基础性运动

1. 一个学生在蹦床上跳跃,另一个学生在大笼球上蹦跳。

2. 在蹦床和蹦球过程中相互抛接球。

3. 两个学生之间交换蹦床和蹦球,继续抛接球活动。

4. 思考蹦床和蹦球的感觉动作、加上抛接球活动后的感觉动作调整。

二、见习感觉统合障碍的行为表现

以 8~10 名学生为一组见习常见感觉统合障碍的行为表现,结合患儿表现向学生介绍触觉防御、前庭觉防御、各类感觉寻求、触觉辨别障碍、感觉基础性运动障碍、口腔感觉运动障碍等的行为表现。

三、感觉统合辅助治疗

1. **感觉餐单** 介绍和示范感觉餐单的制作,根据某一案例,让学生制作感觉餐单,设计相应的活动。

2. **Wilbarger 治疗法** 示范擦刷和关节挤压技术,然后学生之间相互体验。

3. **水域活动** 介绍水域活动使用的注意事项和作用,举例说明可使用的水域活动。

4. 眼动控制

（1）示范前庭刺激后视觉注视训练,然后学生之间相互体验。

（2）示范活动中的视觉注视和追视训练、立体觉和动态视力训练以及手眼协调能力训练,然后学生之间相互体验。

5. 口部感觉运动治疗 介绍口部感觉运动治疗的器具及使用方法等。

6. 自然环境治疗 介绍自然环境治疗,根据案例让学生进行思考可以进行哪些治疗活动。

7. 神经发育疗法 根据案例理解神经发育疗法和感觉统合的区别。

【总结】

对学生完成的情况和出现的问题给予点评,实训结束时填写。

【思考题】

1. 简述感觉统合的概念、五大感觉系统的基本功能。
2. 简述感觉统合障碍概念及分型。
3. 结合不同辅助治疗方法进行案例分析。

（刘晓丹）

实训二　感觉统合评定

【目的与要求】

1. **掌握** 标准化量表评定中《儿童感觉统合能力发展评定量表》的使用。
2. **掌握** 感觉统合治疗器具评定方法。
3. **熟悉** 各类感觉统合治疗器具。

【地点】

作业治疗学实验室

【学时数】

4 学时

【教具与器材】

1. **滑行类器材** 滑板、滑梯、滑车。
2. **悬吊类器材** 圆筒吊缆、横抱筒、吊缆、方板秋千、南瓜秋千、游泳圈吊缆、网缆等。
3. **触觉类器材** S 型触觉板、触通盘、触觉球。
4. **平衡类器材** 平衡台、独脚椅、旋转浴盆、晃动平衡木、平衡步道、大陀螺等。
5. **滚动类器材** 彩虹筒。
6. **弹跳类器材** 蹦床、羊角球、袋鼠跳。
7. **球类器材** 巴氏球、皮球、海洋球池。
8. **其他综合类器材** 万向组合、彩虹接龙、套圈、阳光隧道。

【内容】

1. 复习感觉统合理论课内容,学习常见异常行为表现。
2. 学习器具评定及标准化量表评定。

【教学方法】

1. 多媒体及实际演示
2. 分组进行案例分析
3. 教师讲解指导
4. 感觉统合治疗室临床体验
5. 操作考核
6. 课后作业

【步骤】

一、复习相关理论课内容

（一）复习理论课内容

1. 感觉统合及感觉统合障碍的概念。
2. 触觉、前庭功能失调类型。
3. 感觉统合障碍分类、临床表现。
4. 感觉统合层次、适应证、治疗流程及原则。

（二）常见异常行为表现

1. 日常生活活动中的表现。
2. 游戏时的表现。
3. 学习困难。

二、器具评定及标准化量表评定

（一）器具评定

1. **小滑板** 通过儿童对小滑板滑行方向的控制、操作滑板时手的灵活性以及在滑板上的情绪表现等判断是否存在问题。
2. **大笼球** 是测试儿童前庭平衡能力和重力安全感的重要器具。
3. **袋鼠跳** 身体平衡能力差、手脚协调不良的儿童容易摔倒。
4. **旋转浴盆** 可以用来测试儿童的平衡能力及运动计划能力的成熟程度。

（二）标准化量表评定

1.《儿童感觉统合能力发展评定量表》的学习步骤

（1）讲解该量表的使用方法：适用年龄 3~12 岁，由父母填写，得出原始分。

（2）每人一份量表，以第一项为例，按照每个人自己情况填写，得出原始分。

（3）按原始分 / 该项满分 = 标准 T 分 /50 分的计算方法算出标准 T 分。

（4）得出标准 T 分后，低于 40 分说明存在感觉统合失调。30~40 分为轻度感觉统合失调，20~30 分为中度感觉统合失调，低于 20 分为重度感觉统合失调。

（5）每人按同样的方法把整个量表填写完整。

2. 简单介绍婴幼儿感觉功能测试量表 适用于 4~18 个月婴幼儿，有较好的信度和效度。

3. 简单介绍感觉问卷 适用于从出生到青少年、成年。不同年龄段有不同的量表，用于评估感觉调节功能。

三、案例评定

（一）准备案例

可选择注意缺陷多动障碍，孤独症谱系障碍，智力发育障碍，脑瘫痉挛型双瘫、偏瘫及不随意运动型等案例，案例需说明儿童的性别、年龄、临床表现以及诊断等。

（二）评定流程

1. 将学生分为若干组，每组的学生数可视实际情况而定，以 3~5 名为宜。
2. 抽取案例。

3. 评定约需 15 分钟。

4. 评定结束后,以组为单位陈述评定结果。

5. 教师进行点评和总结。

【注意事项】

1. 体验感觉统合器具时注意器具的承重,避免引起器具的破损。

2. 在感觉统合治疗室内实际操作感觉治疗器具时必须确保儿童安全。

【总结】

在实训结束时,对学生的完成情况和出现的问题给予点评。

【思考题】

感觉统合障碍的常见异常行为表现。

(姜志梅)

实训三　感觉统合治疗技术

【目的与要求】

1. **掌握**　感觉统合治疗器具的作用与使用方法。
2. **熟悉**　治疗性活动的应用。
3. **掌握**　感觉统合治疗临床操作的基本动作。

【地点】

作业治疗学实验室

【学时数】

4 学时

【教具与器材】

1. **滑行类器材**　滑板、滑梯、滑车。
2. **悬吊类器材**　圆筒吊缆、横抱筒、吊缆、方板秋千、南瓜秋千、游泳圈吊缆、网缆。
3. **触觉类器材**　S 型触觉板、触通盘、触觉球。
4. **平衡类器材**　平衡台、独脚椅、旋转浴盆、晃动平衡木、平衡步道。
5. **滚动类器材**　彩虹筒。
6. **弹跳类器材**　蹦床、羊角球、袋鼠跳。
7. **重力类器材**　重力背心、弹力背心、重力被。
8. **球类器材**　大笼球、皮球、海洋球池。
9. **其他综合类器材**　万向组合、彩虹接龙、套圈、阳光隧道。

【内容】

1. 学习感觉统合治疗器具的作用与使用方法。
2. 使用《儿童感觉统合能力发展评定量表》对指定案例进行评定并设计针对性的感觉统合治疗活动。
3. 在感觉统合治疗室内实际操作感觉统合治疗器具。

【教学方法】

1. 多媒体及实际演示
2. 分组进行案例分析
3. 教师讲解指导

　4. 感统训练室临床体验

　5. 操作考核

　6. 课后作业

【步骤】

一、复习相关理论课内容

（一）复习理论课内容

1. 感觉统合及感觉统合障碍的概念

2. 触觉、前庭功能失调类型

3. 感觉统合障碍分类、临床表现

4. 感觉统合层次、适应证、治疗流程及原则

（二）常见异常行为表现

1. 日常生活活动中的表现

2. 游戏时的表现

3. 学习困难

二、学习感觉统合治疗器具的作用与使用方法

1. 介绍滑行类器材、悬吊类器材、触觉类器材、平衡类器材、弹跳类器材、综合类器材等感觉统合治疗器具的作用。

2. 分组练习各种感觉统合治疗器具的使用方法。

3. 每组选代表进行操作演示。

4. 教师对学生演示进行点评。

三、案例评定及针对性感觉统合治疗活动的设计

（一）准备案例

可选择注意缺陷多动障碍，孤独症谱系障碍，智力发育障碍，脑瘫痉挛型双瘫、偏瘫及不随意运动型等案例，案例需说明儿童的性别、年龄、异常行为表现、诊断及《儿童感觉统合能力发展评定量表》等评定结果等。

（二）评定流程

1. 将学生分为若干组，每组的学生数可视实际情况而定，以 3~5 名为宜。

2. 抽取案例。

3. 讨论约 15 分钟。

4. 讨论结束后，以组为单位陈述所设计的感觉统合治疗活动及各项治疗的时间（总的治疗时间为 1 小时）与治疗目的。

5. 指定其他组学生进行点评。

6. 最后由教师进行点评和总结。

四、在感觉统合治疗室内进行感觉治疗器具的实际操作

1. 教师给出儿童的感统评定结果，为儿童（程度较好、能够配合学生操作）操作相应的感

觉统合治疗项目(每名学生约 2 分钟)。

2. 教师进行指导。

【注意事项】

1. 体验感觉统合治疗器具时注意器具承重,避免引起器具的破损。

2. 感觉统合治疗室内进行治疗器具的实际操作时必须确保儿童安全。

【总结】

在实训结束时,对学生的完成情况和出现的问题给予点评。

【思考题】

设计一种适合学龄期注意缺陷多动障碍儿童的感觉统合治疗性活动,以输入触觉与本体觉为主。

(姜志梅)

第五章 | 手及上肢功能康复

实训 手及上肢功能康复训练的实施

【目的与要求】

1. **掌握** 手与上肢功能康复的基本概念。
2. **掌握** 手与上肢功能康复原则。
3. **掌握** 感觉与运动功能评定方法。
4. **掌握** 外周干预方法中枢干预方法。

【地点】

作业治疗学实验室、教室

【学时数】

4 学时

【教具与器材】

1. **简单感觉功能评定工具** 单丝感觉检查器、两点辨别觉量规等。
2. **简单运动功能评定工具** 握力器、关节量角器等。
3. **简单康复治疗演示工具** 如毛巾、纸张、橡皮、便携式镜子等。

【内容】

1. 复习手与上肢康复理论课内容,介绍实训课的内容与流程。
2. 学习感觉与运动功能评定方法。
3. 学习常用康复治疗方法——外周干预方法。
4. 学习常用康复治疗方法——中枢干预方法。

【教学方法】

1. 多媒体及实际演示
2. 实践操作与分组练习
3. 教师巡查讲解指导
4. 操作考核
5. 课后作业

【步骤】

病 例 分 析

崔某,女,56 岁。因"右侧肢体活动不利 1 年余"收治入院。

基本情况 诊断为"脑梗死后遗症",磁共振检查结果显示梗死部位在左侧大脑中动脉。入院情况:右侧肢体无力;上肢肩关节控制不佳,尚有共同运动的成分;腕背伸困难;手内在肌无力,手指运动控制不佳;全身肌张力可;感觉减退;平衡功能可。

功能评定

1. 手与上肢功能评定

(1)感觉功能评定,方法的选择。

(2)运动功能评定,如徒手肌力测试以及关节活动度检查等的选择。

2. 其他情况的评定。

治疗方案的选择与制订 根据评定结果,选择治疗方案。

1. 治疗目标的制订

(1)远期目标的制订。

(2)近期目标的制订。

2. 治疗方案的制订

(1)外周干预方法的选择。

(2)中枢干预方法的选择。

评定与治疗方法的模拟与演示

【总结】

对学生的思考提问、完成情况和出现问题给予点评,实训结束时填写。

【思考题】

1. 手与上肢功能康复应该如何实施? 其包含内容都有哪些?

2. 目前国内外在手功能康复领域的发展情况? 前景如何?

(贾 杰)

第六章 | 认知与感知障碍康复

实训一 认知障碍的作业评定与作业治疗

【目的与要求】

1. **掌握** 注意障碍、记忆障碍、执行功能障碍的评定方法。
2. **掌握** 注意障碍、记忆障碍、执行功能障碍的作业治疗方法。

【地点】

作业治疗学实验室

【学时数】

2 学时

【教具与器材】

1. 标准的评定用表格和用具
2. 录音机、笔、纸张
3. 评定及训练设备 有条件者可以使用认知评定与训练系统。

【内容】

1. 介绍注意障碍、记忆障碍、执行功能障碍的评定方法。
2. 介绍注意障碍、记忆障碍、执行功能障碍的作业治疗方法。

【教学方法】

1. 多媒体及实际操作演示
2. 2~4 名学生分为一组,分组角色扮演练习
3. 教师巡查讲解指导
4. 操作考核

【步骤】

一、注意障碍、记忆障碍、执行功能障碍评定

1. 熟悉标准化纸笔测验及相关量表的指导语及评分。
2. 熟悉标计算机辅助的标准化测验方法。
3. 熟悉行为观察的评定法。
4. 掌握评定方法的选择。

二、注意障碍、记忆障碍、执行功能障碍的作业治疗

1. 复习并练习注意障碍的作业治疗方法,包括信息处理训练、以技能为基础的训练、分类训练及电脑辅助训练。
2. 复习并练习记忆障碍的作业治疗方法,包括环境适应、外在及内在记忆辅助工具、创新性方法。
3. 复习并练习执行功能障碍的作业治疗方法,包括目标管理训练、执行及解决问题的能力训练、镜像神经元疗法、虚拟现实训练、体感游戏训练等。
4. 角色扮演练习,教师巡查。
5. 每组代表演示,进行考核。

【总结】

对学生完成的情况和出现的问题给予点评,实训结束时填写。

【思考题】

1. 注意障碍常用的评定方法有哪些? 如何选择使用?
2. 记忆障碍的常用评定方法有哪些? 如何选择使用?
3. 执行功能障碍的常用评定方法有哪些? 如何选择使用?
4. 注意障碍常用的训练方法有哪些? 如何实施?
5. 常用外在记忆辅助工具有哪些?
6. 常用内在记忆辅助方法有哪些?
7. 执行功能障碍常用的训练方法有哪些?

（陶　倩）

实训二　感知障碍的作业评定与作业治疗

【目的与要求】

1. **掌握**　感知障碍的评定方法。
2. **掌握**　感知障碍的作业治疗方法。

【地点】

作业治疗学实验室

【学时数】

2 学时

【教具与器材】

1. 标准的评定用表格和用具
2. 录音机、笔、纸张
3. 评定及训练设备　有条件者可以使用认知评定与训练系统。

【内容】

1. 介绍感知障碍的评定方法。
2. 介绍感知障碍的作业治疗方法。

【教学方法】

1. 多媒体及实际操作演示
2. 2~4 名学生分为一组,分组角色扮演练习
3. 教师巡查讲解指导
4. 操作考核

【步骤】

一、感知障碍的作业评定

1. 熟悉标准化纸笔测验及相关量表的指导语及评分。
2. 熟悉标计算机辅助的标准化测验方法。

3. 熟悉行为观察的评定方法。

4. 掌握评定方法的选择。

二、感知障碍的作业治疗

1. 复习并练习感知障碍的作业治疗方法,包括辨别感知障碍和知觉障碍的不同以及感知障碍和认知障碍的不同。

2. 复习并练习感知障碍的测验方法,包括视觉辨别功能障碍,图形背景分辨困难、空间定位障碍、空间关系障碍、地形定向障碍、物体恒常性识别障碍等多种症状、格斯特曼综合征(Gerstmann)、失认症及单侧忽略、失用症等症状。

3. 复习并练习执行功能障碍的作业治疗方法,包括目标管理训练、日常生活能力训练、镜像神经元疗法、感知提示治疗法、虚拟现实训练、体感游戏训练、环境适应、生活环境调整等。

4. 角色扮演练习,教师巡查。

5. 每组代表演示,进行考核。

【总结】

对学生完成的情况和出现的问题给予点评,实训结束时填写。

【思考题】

1. 试述知觉障碍与感知障碍的区别和联系。

2. 试述认知障碍与感知障碍的区别和联系。

3. 感知障碍常用的评定方法有哪些?如何选择使用?

4. 简述感知障碍的训练原则。

5. 简述感知障碍的作业治疗活动分类及训练原则。

6. 对感知障碍者实施作业治疗的常用方式有几种?

7. 简述感知障碍的功能适应性训练及功能代偿。

8. 简述单侧忽略与偏盲的区别。

9. 简述半体忽略行为测验。

10. 试述单侧忽略的作业治疗。

11. 简述单侧忽略患者在日常生活中的行为表现。

12. 简述空间关系障碍的临床表现及作业治疗要点。

13. 简述常见失用症的功能适应性训练要点。

(方乃权)

第七章 | 压力治疗

实训 手部压力治疗

【目的与要求】

1. **掌握** 压力治疗方法。
2. **掌握** 压力手套的制作方法。
3. **掌握** 手部压力垫的制作方法。
4. **掌握** 指蹼的简单处理方法。

【地点】

作业治疗学实验室、压力治疗室（压力衣制作室）

【学时数】

4 学时

【教具与器材】

1. **测量工具** 皮尺、蛇尺。
2. **画纸样工具** 笔、纸、直尺、计算器、透明塑料。
3. **裁剪工具** 剪刀、手术剪、花剪。
4. **缝纫工具及材料** 缝纫机、线、拉链。
5. **材料** 压力布、压力垫材料、胶水、肌内效贴布。

【内容】

1. 复习压力治疗理论课内容,介绍实训课的内容与流程。
2. 学习压力手套及手部压力垫的制作方法及指蹼的简单处理。

【教学方法】

1. 多媒体及实际演示
2. 实践操作与分组练习
3. 教师巡查讲解指导
4. 操作考核
5. 课后作业

【步骤】

一、压力手套制作

(一) 测量

取手指伸展位,各指伸直并外展(图 7-1),用软尺测量并记录以下数值:①掌横纹、腕横纹处的周长(a、b);②鱼际周围的长度(c);③拇指根部至掌横纹的距离(d)及距腕横纹的距离(e);④各指指根、指尖处的周长(f、g)及指根至指尖的距离(h);⑤腕横纹以上 5cm 处的周长 I。

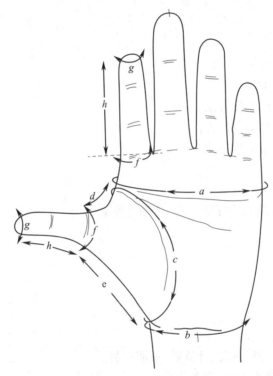

图 7-1 压力手套测量

(二) 画纸样

手套纸样画法如图 7-2 所示。

1. 手伸直,手掌向下置于白纸上,用铅笔画出手的形状并标出鱼际、掌横纹、腕横纹的位置。

2. 从中指向两侧画起,找出中指中点并中垂线 AB,$|CE|=|CF|=(f-2)\div2\div2$,$|DG|=|DH|=(g-2)\div2\div2$ [说明:一般情况下,手指因接缝较多,不需另外加压力,故缩率为 0,中、环指由四片组成,分别为前后两片和两个分别为 1cm 宽的贴组成,计算前后两片时需用周长 f 减去两个贴的宽度(f-2)再除以 2 为 $|EF|$ 的距离,$|CE|=|CF|=1/2|EF|$ 下同]。

3. 同样方法由中指向两侧分别画出示指、环指和小指 [注意示指和小指仅需加一个贴,故计算时应为 $|CE|=|CF|=(f-1)\div2\div2$,$|DG|=|DH|=(g-1)\div2\div2$]。

4. 取示指和小指外侧垂线距离的中点 M,作一垂线 MN 并与掌横纹交与 L 点。以 M 点为中点沿掌横纹向两侧作线段,线段的长度等于 $a\div2\div(1+10\%)$(10% 为缩率)。

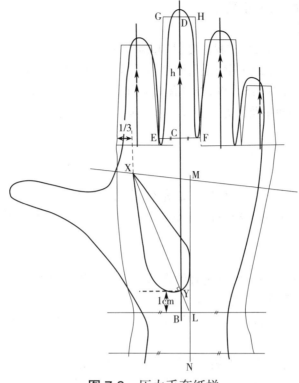

图 7-2　压力手套纸样

5. 在垂线 MN 上对应于腕,腕上 5cm 的水平上分别作线段,使之分别等于 b÷2÷(1+10%),i÷2÷(1+10%)。

6. 在示指桡侧 1/3 处作垂线与掌横纹相交于点 X。

7. 腕横纹往上 1cm(成人)(儿童 0.5cm)作平行于腕横纹的直线,并与中指的中轴线交于点 Y。

8. 以 XY 为中轴线如图所示画出一类似水滴形状,此形状的一般长度等于 c÷(1+10%)(注意:水滴的内侧半部分不得超过整个手掌的中轴线)。

9. 大拇指的纸样画法(图 7-3)。

先画一竖直线 PQR,使 |PQ|=h,|QR|=e,分别过 P 点、Q 点做水平线 PS 和 QT,使 |PS|=1/2g,|QT|=1/2f,联结 ST,自 T 点水平向右 1~1.5cm 做点 U,联结 PS、QT,顺滑联结弧 TU、UR,使弧 UR 长度等于 c(可使用蛇尺使画图更容易和准确),完成拇指画图。

(三)裁剪及缝制

分别裁剪出手掌和手背部分(注意手掌部开拇指根部水滴形缺口,而手背部无开口)及拇指部分,拇指裁剪时将压力布先沿 PR 对折(此处不剪开),再按图 7-3 裁剪出其余部分。缝制时注意中指和示指由 4 片组成(两个贴),而示指和小指由 3 片组成(一个贴),拇指部分是以 PR 为中线的对称图形。有时为了使手套更适合手型,更有利于指蹼部

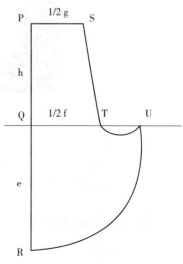

图 7-3　拇指纸样画法

位加压,指蹼部位的贴常需 V 字缝合。

（四）试穿及修改

穿戴已做好的压力手套,检查松紧度,拉起压力衣后放松,如压力衣快速弹回并听到清脆的响声说明压力大小合适,如弹回慢说明较松,需收紧处理,如难以拉起说明可能压力过大,需改松。然后要求穿戴手套 10~15 分钟,查看有无手指发凉、发紧、发白情况,如有说明压力过大,需调整。无不适后教会使用及保养方法及注意事项即可交付使用。

二、压力垫制作

（一）画纸样

以手腕背侧关节处瘢痕需使用压力垫为例,用透明塑料贴于需加压力垫处瘢痕上,画出瘢痕的外部轮廓。取下透明塑料,将瘢痕轮廓向外扩大 1~1.5cm,得出压力垫的外轮廓,沿外轮廓剪下,即为压力垫纸样。

（二）取材

1. 选 3mm 厚压力垫材料,将确定好的形状画于压力垫材料上,用剪刀沿外轮廓剪下,此时剪刀向外倾斜 45 度角,使压力垫外缘为斜面。

2. 选 6mm 厚压力垫材料,将瘢痕轮廓画于压力垫材料上,同上剪下材料。

（三）成型

1. 将剪好的 3mm 厚压力垫加热至变软后放于瘢痕上沿手腕处形状成形,冷却后拿出,同样将 6mm 厚压力垫加热,放于 3mm 厚压力垫外在手腕上成型。

2. 将两块材料用胶水粘贴在一起,注意厚的在外,斜面向上。

3. 为使腕关节屈伸活动自如,在上层材料割出横向 V 形槽,为使压力垫在前臂或腕部旋转时也保持敷贴,需割出 X 形 V 形槽,这样压力垫就完成了（图 7-4）。

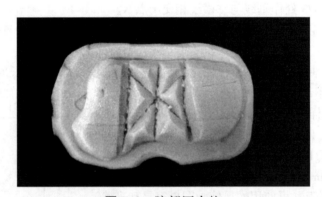

图 7-4 腕部压力垫

（四）试穿

将做好的压力垫放于手腕外,穿上压力手套,感受活动时情况并询问穿戴者的感觉,无特殊不适及手指发凉、发白或发紫情况,15 分钟后可教会穿戴方法后交付使用。

三、指蹼处的简单处理

（一）剪材

剪取肌内效贴布约 10cm,剪成 5 条 1cm 宽备用。

（二）贴扎

清洁手部皮肤,撕掉贴布一端背贴纸,不加拉力,粘贴于第 3~4 掌骨中间背侧距掌指关节 2/3 处,施加轻到中度拉力顺第 3~4 掌骨间,跨过第 3~4 指间指蹼贴于掌心处,轻抚贴布使粘贴牢固。然后同样方法粘贴其他指蹼,可试着不同指蹼给予不同大小的拉力。

（三）感受指蹼处的压力

感受指蹼处的压力,然后穿戴手套 10~15 分钟,再次感受指蹼处压力,根据自我感觉压力程度确定贴布施加拉力的合适大小。

【总结】

对学生完成的情况和出现的问题给予点评,实训结束时填写。

【思考题】

1. 哪些情况下需要制作压力手套? 作用原理有无不同?
2. 进行压力治疗应注意哪些问题?

（李奎成）

第八章 辅助技术与助行器

实训一 助行器的使用方法

【目的与要求】

1. **掌握** 助行器的作用。
2. **掌握** 助行器长(高)度测量方法。
3. **掌握** 助行器的使用方法。

【地点】

作业治疗学实验室、社区

【学时数】

4 学时

【教具与器材】

1. PT 床
2. 单足及多足手杖
3. 腋杖
4. 肘杖
5. 前臂支撑拐
6. 标准助行架、轮式助行架

【内容】

1. 复习助行器理论课内容,介绍实训课的内容与流程。
2. 学习助行器的作用及测量方法。
3. 学习助行器的使用方法。
4. 到不同场所体验助行器的使用。

【教学方法】

1. 多媒体及实际演示
2. 实践操作与分组练习
3. 教师巡查讲解指导

4. 社区体验

5. 操作考核

6. 课后作业

【步骤】

1. 介绍助行器的类型及测量方法。

2. 每组学生练习各种助行器的使用方法。

3. 角色扮演练习,教师巡查。

4. 到社区的不同环境中体验各种助行器的使用。

5. 每组学生代表演示,进行考核。

【总结】

对学生完成的情况和出现的问题给予点评,实训结束时填写。

【思考题】

1. 简述手杖三点步行方法。

2. 简述手杖两点步行。

3. 简述腋杖摆至步步行。

4. 简述腋杖摆过步步行。

5. 简述腋杖四点步行。

6. 简述腋杖三点步行。

(姜志梅)

实训二 轮椅使用者身体测量与轮椅选择

【目的与要求】

1. **掌握** 轮椅处方前对轮椅使用者进行身体测量的方法。
2. **掌握** 为不同障碍者选择轮椅及其附件的基本原则。

【地点】

作业治疗学实验室

【学时数】

2 学时

【教具与器材】

1. 各种类型的轮椅及轮椅配件。
2. 测量身体用具 测量用椅、软尺等。

【内容】

1. 复习轮椅处方前对使用轮椅者测量身体的方法。
2. 复习轮椅的基本结构、选择轮椅及其附件的原则与方法。
3. 角色扮演练习。

【教学方法】

1. 多媒体及实际操作演示
2. 2~4 名学生分为一组,分组角色扮演练习实际测量方法
3. 教师巡查讲解指导
4. 操作考核

【步骤】

1. 介绍轮椅的类型及选择方法。
2. 每组练习测量身体的方法,制定轮椅处方。
3. 角色扮演练习,教师巡查。
4. 每组代表演示,进行考核。

【总结】

对学生完成的情况和出现的问题给予点评,实训结束时填写。

【思考题】

1. 在轮椅处方前如何对使用者测量身体? 有哪些注意事项?
2. 选择轮椅以及附件应掌握什么原则?

(闫彦宁)

实训三　轮椅的使用

【目的与要求】

1. **掌握**　在轮椅中的坐姿与维持方法。
2. **掌握**　在轮椅中的减压动作训练。
3. **掌握**　轮椅转移技术。
4. **掌握**　轮椅操作技术。
5. **了解**　使用轮椅前的适合性检验。
6. **了解**　轮椅的维修与保养方法。

【地点】

作业治疗学实验室、社区

【学时数】

2 学时

【教具与器材】

1. 各种类型的轮椅及轮椅配件
2. 床、椅子、坐便器（或模拟厕所）、浴盆（或模拟浴室）
3. 练习用坡道与阶梯

【内容】

1. 轮椅中坐姿与维持的方法，各种垫的选择与使用原则。
2. 减压动作训练。
3. 独立和部分帮助及全部帮助进行轮椅与床、椅子、坐便器、浴盆等之间转移的技巧。
4. 平地驱动轮椅、大轮平衡技术、独自驱动轮椅上下台阶及坡道；推轮椅上下台阶、坡道、楼梯等轮椅操作技术。

【教学方法】

1. 多媒体及实际操作演示
2. 4~6 名学生分为一组，分组进行实践操作练习
3. 教师巡查讲解指导
4. 操作考核

【步骤】

1. 介绍在轮椅中的坐姿与维持方法;介绍各种垫的选择与使用原则。
2. 分组练习减压动作训练。
3. 分组练习独立、部分帮助和全部帮助进行轮椅与床、椅子、坐便器、浴盆等之间转移的技巧。
4. 分组练习平地驱动轮椅、大轮平衡技术、独自驱动轮椅上下台阶及坡道等轮椅操作技术。
5. 分组练习推轮椅上下台阶、坡道、楼梯等轮椅操作技术。
6. 假定不同的病例角色进行扮演练习,教师巡查。
7. 分组到社区进行操作轮椅的体验。
8. 每组代表演示,进行考核。

【注意事项】

1. 在练习大轮平衡技术、独自驱动轮椅上下台阶及坡道等轮椅操作技术中,必须加强保护,注意安全,以防摔伤。
2. 在到社区进行操作轮椅的体验时除上述注意事项外,还应注意交通安全。

【总结】

对学生完成的情况和出现的问题给予点评,实训结束时填写。

【思考题】

1. 操作轮椅时有哪些注意事项?
2. 思考使用轮椅者在家庭和社区生活中可能遇到的问题及解决方法。

(闫彦宁)

第九章 | 环境调适

实训一 学校环境评定与调适

【目的与要求】

1. **掌握** 无障碍环境的基本要求。
2. **掌握** 环境评定的方法。
3. **掌握** 简单环境调适的方法。

【地点】

作业治疗学实验室、学校、社区

【学时数】

4学时

【教具与器材】

1. 尺 米尺(卷尺)、直尺
2. 纸、笔
3. 相机
4. 轮椅
5. 必要的辅助器具
6. 环境调适简单工具
7. 环境评定量表

【内容】

1. 复习环境调适理论课内容,介绍实训课的内容与流程。
2. 学习环境评定方法及无障碍环境要求。
3. 学习环境调适的方法。
4. 体验无障碍环境的好处。

【教学方法】

1. 多媒体及实际演示
2. 实践操作与分组练习

3. 教师巡查讲解指导

4. 社区体验

5. 操作考核

6. 课后作业

【步骤】

一、环境评定

1. 学校及教室无障碍环境评定　分组进行,合理分配组员的任务,组员可同时进行不同的任务。

(1)学生通过观察、体验、测量等方式,评定所在教室的环境是否符合无障碍要求(可有部分同学扮演使用轮椅者进行体验),需重点观察及测量的指标包括门口、台阶、通道、门的开关、灯及电器开关、讲台、窗口、桌椅、地面等,并最好拍照以便汇报。

(2)评定教室周围环境是否符合无障碍要求,重点观察厕所、电梯、楼梯、活动空间等。

(3)评定学校环境是否符合无障碍环境要求,重点看门口、通道、台阶、斜坡、电梯、食堂、教室等。

(4)评定学生学习的人际环境和作业活动环境。

2. 小组讨论,找出存在的环境方面问题并分析。

二、环境调适

1. 分组讨论,制订简单环境调适方案,考虑不同的调适方法和建议。

2. 出具具体的调适方案,调适方案应包括物理环境、人际环境、作业环境等多方面考虑,必要时出具物理环境改造草图。

3. 实施简单改造　如宣教、加标识、物品重新摆放、使用辅助器具、物理环境改造等,如需进行物理环境改造,一定在相关部门允许下进行。

4. 评定调适后环境。

5. 体验、分组汇报及总结。

【总结】

对学生完成的情况和出现的问题给予点评,实训结束时填写。

【思考题】

如果有一个需使用轮椅的同学转入你班,学校环境能否令他/她正常完成学业? 环境方面能否做得更好?

(李奎成)

实训二　残疾人居住环境评定与调适

【目的与要求】

1. **了解**　残疾人无障碍环境现状。
2. **掌握**　残疾人无障碍环境的基本要求。
3. **掌握**　环境评定的方法。
4. **掌握**　简单环境调适的方法。

【地点】

残疾人家庭、社区、教室

【学时数】

4 学时

【教具与器材】

1. 尺　米尺（卷尺）、直尺
2. 纸、笔
3. 相机
4. 环境评定量表

【内容】

1. 复习环境调适理论课内容,介绍实训课的内容与流程。
2. 学习环境评定方法及无障碍环境要求。
3. 了解残疾人居家和社区无障碍环境状况。
4. 体会无障碍环境的意义。
5. 学习环境调适的方法。

【教学方法】

1. 残疾人家访
2. 实践操作与分组练习
3. 教师讲解指导
4. 操作考核
5. 课后作业

【步骤】

一、家访

1. **家访前准备**

（1）联系确定家访对象：分组进行，在教师的指导下联系当地残联部门或街道办事处，了解本地区残疾人情况，说明家访的目的，选择合适的家庭，提前联系，约定时间。

（2）组员任务分工：提前进行组员分工，各负其责，提前准备相关专业知识。

（3）准备家访工具：表格、问卷、尺等。

2. **上门家访**

（1）按约定时间家访：注意家访前一天再次电话确认。

（2）学生通过访谈、观察、测量等方式，评定残疾人居家环境是否符合无障碍要求，需重点观察及测量的指标包括门口、台阶、通道、厨房、厕所、洗澡间、客厅、灯及电器开关、地面等，并拍照以便讨论和汇报。

（3）观察残疾人家庭活动中的表现，重点考虑环境层面。

（4）评定残疾人社区环境是否符合无障碍要求，重点观察电梯、楼梯、通道、台阶、斜坡、公共活动空间、人际环境、作业环境等。

（5）如方便，观察残疾人社区活动的表现，重点考虑环境、辅具层面。

（6）给予反馈和初步简单指导。

二、讨论及汇报

1. **分析** 小组讨论，找出残疾人家庭和社区存在的环境方面问题并分析。

2. **制订方案** 制订环境调适方案，考虑不同的调适方法和建议。

3. **出具具体调适方案** 方案应包括物理环境、人际环境、作业环境等多方面考虑，并出具物理环境改造草图。

4. **汇报家庭过程及环境调适方案** 教师及其他同学给出修改建议。

5. **反馈干预方案** 在教师指导下反馈给残疾人家庭，给予指导，如宣教、加标识、物品重新摆放、使用辅助器具、物理环境改造等。

6. **总结与分享**

【总结】

对学生完成的情况和出现的问题给予点评，实训结束时填写。

【思考题】

残疾人无障碍环境中存在哪些困难？如何改善残疾人无障碍状况？

（李奎成）

第十章 职业康复

实训 职业康复的实施

【目的与要求】

1. **掌握** 职业评定的基本方法。
2. **掌握** 职业训练的常用方法。
3. **掌握** 职业康复的流程及原则。

【地点】

作业治疗学实验室、教室

【学时数】

4学时

【教具与器材】

1. 简单功能性能力评定工具 米尺、握力计、秒表、量角器、磅秤等。
2. 简单工作能力强化工具 水桶、砂袋、哑铃等。
3. 简单工作模拟工具、清洁工具、维修工具等。

【内容】

1. 复习职业康复理论课内容,介绍实训课的内容与流程。
2. 学习功能性能力评定方法。
3. 学习工作分析方法。
4. 学习工作模拟训练方法。
5. 学习职业训练的方法。

【教学方法】

1. 多媒体及实际演示
2. 实践操作与分组练习
3. 教师巡查讲解指导
4. 操作考核
5. 课后作业

【步骤】

病 例 分 析

王阿姨,女,45岁,受伤前在某公司从事楼面清洁工作,3个月前工作中由于地面湿滑跌倒受伤,造成"右尺桡骨骨折",行"右尺桡骨骨折钢板内固定术"。术后进行了两个多月康复治疗,为重返工作入院重点进行职业康复。

功能情况 患者躯干及下肢功能正常,可正常步行、下蹲、上下楼梯与台阶等。诉"右手不敢用力";用力时腕部疼痛,右腕部关节屈伸活动均轻度受限;各指活动正常;肘关节活动正常,力量减弱;不能提取重的物品;日常生活可自理但主要用左手完成;自己不知能否重返工作岗位,担心再次受伤。

工作描述 受伤前为公司的楼面清洁工,每星期工作6天,每天工作8小时,周日休息,基本不需要加班。

具体负责一层楼(约3000平方米)的清洁工作,包括过道、一层楼梯、厕所、数个办公室的清洁工作。具体工作任务包括清扫地面、收拾垃圾、用工具推车运送并倒垃圾、拖地、清洗台面、擦玻璃等。

王阿姨每日坐公交车到公司上班,工作时间为7:00~11:00,14:00~18:00,18:00下班,下班后回家为全家做饭并在家就餐。

使用工具包括清洁工具车、扫把、拖把、垃圾铲、拖把桶、抹布、刷子等。

一、功能性能力评定

根据王阿姨的情况,分组模拟进行功能性能力评定。评定内容应包括:手部操作、提、拉、推、搬运(运送)、力量情况、关节活动情况、疼痛情况、工作行为情况等。

二、工作分析

根据工作描述情况进行工作分析,内容应包括:王阿姨的主要工作任务(3~5个)及对应身体要求(尽量具体详细)。

三、工作模拟评定

从王阿姨的工作任务中选择3~5个主要的任务或操作,进行工作模拟评定,评定其能否胜任原工作。工作模拟评定过程中注意评定及观察疼痛情况、姿势、有无受伤风险,如有,则停止相应项目评定。

四、工作能力配对

根据工作分析、功能性能力评定、工作模拟评定结果进行工作匹配,得出结论,内容应包括:王阿姨能否胜任原工作岗位? 具体表现怎样? 现在能力与任务要求的差距?

五、制订职业康复计划

为王阿姨制订职业康复计划,内容应包括:王阿姨经职业训练后有无可能回到原工作岗位? 是否需要对工作任务进行调整或转换工种? 具体职业康复计划是什么(目标、时间、内容、方法等)?

六、进行工作模拟训练

根据职业康复方案、王阿姨的工作任务及功能性能力评定结果,选择3个主要工作任务进行工作模拟训练,就近取材,应用现有工具,尽可能模拟出接近真实的工作任务。评定过程中除观察工作完成情况外还需考虑工作姿势、工作行为、有无受伤风险等。

【总结】

对学生完成的情况和出现的问题给予点评,实训结束时填写。

【思考题】

1. 职业康复应该何时介入? 与其他康复治疗内容的联系与区别?
2. 如何制订出科学合理的职业康复方案?
3. 我国现阶段在医院中进行职业康复治疗是否可行? 困难是什么? 有无办法克服?

(李奎成)

第十一章 神经系统疾病作业治疗

实训一 常见神经系统疾病的评定

【目的与要求】

1. **掌握** 脊髓损伤患者感觉及运动平面的确定方法。
2. **掌握** 脊髓损伤患者良肢位摆放以及呼吸训练方法。
3. **掌握** 周围神经损伤感觉及运动功能恢复情况评定。
4. **熟悉** 不同节段脊髓损伤患者所需用到的辅助器具。

【地点】

作业治疗学实验室

【学时数】

4 学时

【教具与器材】

PT 床、叩诊锤、棉签、大头针、带有钝尖的卡钳、脊髓损伤评定量表。

【内容】

1. 复习脊髓损伤患者评定及训练方法。
2. 复习常见臂丛神经损伤的临床表现以及评定方法。

【教学方法】

1. 多媒体及实际演示
2. 分组进行案例分析
3. 分组进行标准化病人评定
4. 教师讲解指导
5. 操作考核
6. 课后作业

【步骤】

一、复习相关理论课内容

1. 脊髓损伤常见类型。
2. 脊髓损伤常见评定方法。
3. 脊髓损伤患者急性期、恢复期、后遗症期的干预方法。
4. 臂丛神经损伤的常见类型与表现。
5. 不同类型臂丛神经损伤患者在不同时期的干预方法。

二、器具评定及标准化量表评定

1. 脊髓损伤

（1）10 对关键肌以及 28 对关键点的具体评定方法以及评定流程。

（2）ASIA 分级的确定方法。

（3）脊髓损伤患者的常见病理反射以及球海绵体反射。

2. 臂丛神经损伤

（1）神经干叩击实验。

（2）周围神经损伤后运动和感觉功能恢复的等级评定。

三、案例评定

1. 准备案例　可选择完全性或者不完全性脊髓损伤以及臂丛神经损伤患者,案例需说明患者的姓名、性别、年龄、临床表现以及诊断等。

2. 评定流程

（1）将学生分为若干组,每组的学生数可视实际情况而定,以 3~5 名为宜。

（2）抽取案例。

（3）评定:约 15 分钟。

（4）评定结束后,以组为单位陈述评定结果。

（5）教师进行点评和总结。

【总结】

在实训结束时,对学生的完成情况和出现的问题给予点评。

【思考题】

不同节段脊髓损伤患者如何选择合适的治疗方案与辅助器具?

（刘　刚）

实训二　脑损伤的作业治疗

【目的与要求】

1. **掌握**　脑损伤患者的作业评定方法。
2. **掌握**　脑损伤患者的作业治疗方法。

【地点】

作业治疗学实验室

【学时数】

4 学时

【教具与器材】

1. 各种评定表格和评定用具。
2. 基本训练用具　训练床;作业桌;椅子;木方凳;PT 凳;姿势镜;体操垫;训练用坡道;训练用阶梯;沙袋;助行架;轮椅;手杖等。
3. 作业活动用具　如磨砂板;滚筒;各种训练球类;木钉板;木方;套圈;滑行板;橡皮泥;分指板;螺丝钉;儿童玩具;棋类;扑克;麻将牌等。
4. 日常生活用品　衣服类;餐具类;厨房用具;清洁用品;文具类等。
5. 感觉训练用具　放置沙子、大米、玉米粒、黄豆等的容器;暗箱或布袋;各种质地、重量、大小的物品;木板、金属板及不同质地的布料等。
6. 认知与知觉训练用具　详见本教材第六章(认知与感知障碍康复)。

【内容】

1. 学习脑损伤患者作业评定方法。
2. 学习脑损伤患者作业治疗方法。

【教学方法】

1. 多媒体及实际操作演示
2. 4~6 名学生分为一组,讨论并进行角色扮演练习
3. 教师巡查讲解指导
4. 操作考核
5. 课后作业

【步骤】

一、良姿位

1. 仰卧位、健侧卧位、患侧卧位下肢体摆放。
2. 正确的床上长坐位、床边坐位。

二、运动障碍的评定与训练

1. 介绍脑损伤后上肢运动障碍评定方法;常见肩部并发症的原因、预防及处理。
2. 改善肩臂功能的作业活动设计与训练方法。
3. 改善腕功能的作业活动设计与训练方法。
4. 改善手指功能的作业活动设计与训练方法。
5. 改善上肢协调性与灵活性的作业活动设计与训练方法。
6. 训练辅助手的作业活动。
7. 角色扮演练习,教师巡查。
8. 每组学生代表演示,进行考核。

三、日常生活活动能力的评定与训练

1. 介绍日常生活活动能力障碍的评定方及作业活动分析方法。
2. 改善日常生活活动能力的作业活动设计与训练方法。
3. 生活辅助器具、助行器的选择与使用训练方法。
4. 角色扮演练习,教师巡查。
5. 每组学生代表演示,进行考核。

四、认知功能训练

1. 介绍脑损伤患者认知与知觉功能障碍的特点。
2. 练习改善脑损伤患者认知与知觉功能障碍的作业活动设计与训练方法。
3. 角色扮演练习,教师巡查。
4. 每组代表演示,进行考核。

五、改善感觉障碍的作业活动

1. 介绍脑损伤患者感觉功能障碍的特点。
2. 练习改善脑损伤患者感觉功能障碍的作业活动设计与训练方法。
3. 角色扮演练习,教师巡查。
4. 每组学生代表演示,进行考核。

【总结】

对学生完成的情况和出现的问题给予点评,实训结束时填写。

【思考题】

1. 不同阶段脑损伤患者的训练原则?
2. 常见肩部并发症的原因、预防及处理方法?
3. 如何对不同时期脑损伤后肩臂功能障碍者设计作业活动?
4. 对于脑损伤后手指功能障碍者设计作业活动应从哪些方面考虑?
5. 如何帮助脑损伤患者回归家庭?

（闫彦宁）

第十二章 肌肉骨骼系统损伤作业治疗

实训一 骨折的作业治疗

【目的与要求】

1. 能对骨折患者进行必要的作业评定。
2. 能对患者的具体功能障碍情况制订作业治疗计划。
3. 能对患者进行必要的作业治疗。

【地点】

作业治疗学实验室

【学时数】

4 学时

【教具与器材】

功能评定用具、ADL 用品用具、生产性工具、文娱工具、认知训练用品、自行设计制作的矫形器及辅助器具等。

【教学方法】

1. 多媒体及实际操作演示
2. 4~6 名学生分为一组,讨论并进行角色扮演练习
3. 教师巡查讲解指导
4. 操作考核
5. 课后作业

【步骤】

1. 一般检查

（1）望诊：手休息位,手功能位。

（2）触诊：触摸感觉手部皮肤的温度,弹性,软组织质地。

（3）关节活动度的检查：AROM、PROM。

（4）长度、围度测定。

2. 功能评定

（1）触觉、痛觉检查。

（2）轻触 - 深压觉：Semmes-Weinstein 法。

（3）两点辨别觉。

（4）Moberg 拾物试验。

（5）Jebeson 手功能测试。

（6）Purdue 钉板测验。

【总结】

对学生完成的情况和出现的问题给予点评，实训结束时填写。

【思考题】

手外伤患者的职业康复？

（刘　刚）

实训二　上肢功能重建术后作业治疗

【目的与要求】

1. **掌握**　臂丛神经损伤后背阔肌移植术后和桡神经损伤后手功能重建术后患者的作业评定方法。

2. **掌握**　臂丛神经损伤后背阔肌移植术后和桡神经损伤后手功能重建术后患者的作业治疗方法。

【地点】

作业治疗室

【学时数】

4 学时

【教具与器材】

1. 量表　《肘关节功能评定试用标准》、Jebesen 手功能测试、Purdue 钉板测验等。

2. 量角器

3. 不同重量的沙袋或哑铃

4. 作业活动用具　如各种训练球类、木钉板、橡皮泥、分指板、螺丝钉、棋类、扑克、麻将牌等。

5. 日常生活用品　衣服类、餐具类、厨房用具、清洁用品、文具类等。

【内容】

1. 学习臂丛神经损伤后背阔肌移植术后和桡神经损伤后手功能重建术后患者作业评定方法。

2. 学习臂丛神经损伤后背阔肌移植术后和桡神经损伤后手功能重建术后患者作业治疗方法。

【教学方法】

1. 多媒体及实际操作演示

2. 4~6 名学生分为一组，讨论并进行角色扮演练习

3. 教师巡查讲解指导

4. 操作考核

5. 课后作业

【步骤】

一、臂丛神经损伤后背阔肌移植术后作业评定

1. 肘关节活动度评定。
2. 肌力评定。
3. 肘关节的稳定性评定　组成肘关节的骨性结构、韧带结构、关节囊以及肘部的肌群。
4.《肘关节功能评定试用标准》的介绍和使用。

二、臂丛神经损伤后背阔肌移植术后训练

1. 介绍臂丛神经损伤后背阔肌移植术后不同阶段的肌力训练方法和主被动关节活动。
2. 介绍一些疼痛处理的方法　如前臂垫软枕,无痛水平移动肢体,按摩肌肉及辅助器具边缘垫毛巾等。
3. 出院指导内容的介绍。

三、桡神经损伤后手功能重建术后作业评定

1. 关节活动度、肌力评定。
2. 手指总的主动活动度的测量。
3. 感觉功能评定　痛觉、触觉、温度觉、运动觉、两点辨别觉和振动觉等。
4. 介绍日常生活活动能力(手部活动相关 ADL)的评定及作业活动分析方法。
5. 职业评定　手功能损伤相关的工作情况评定量表,如手损伤后恢复工作情况评定简表。
6. 标准化量表的介绍与使用　Jebesen 手功能测试,Purdue 钉板测验,明尼苏达协调性动作测试。

四、桡神经损伤后手功能重建术后作业治疗

1. 术后早期并发症和二次损伤的预防。
2. 介绍不同类型、不同阶段的手功能重建术后患者神经肌肉功能再训练的方法。
3. 出院指导内容的介绍。

五、学生参与

1. 对于介绍的两种疾病进行角色扮演练习,教师巡查。
2. 每组学生代表演示,进行考核。

【总结】

对学生完成的情况和出现的问题给予点评,实训结束时填写。

【思考题】

1. 如何对不同阶段臂丛神经损伤后背阔肌移植术后和桡神经损伤后手功能重建术后患者设计作业活动?

2. 对于手功能重建患者手指功能障碍设计作业活动应从哪些方面考虑?

3. 如何帮助以上两类患者设计职业治疗活动,更好地回归岗位?

（刘晓丹）

实训三 断指再植

【目的与要求】

1. **掌握** 断指再植患者的作业评定方法。
2. **掌握** 断指再植患者的作业治疗方法。

【地点】

作业治疗室

【学时数】

4 学时

【教具与器材】

1. 量表 中华医学会手外科学会断指再植功能评定试用标准。
2. 量角器
3. 针、硬币、梳子、铅笔、纽扣、茶杯、螺丝刀、锤子、积木等
4. 不同质地的刷子、刺球、毛巾等

【内容】

1. 学习断指再植患者作业评定方法。
2. 学习断指再植患者作业治疗方法。

【教学方法】

1. 多媒体及实际操作演示
2. 4~6 名学生分为一组,讨论并进行角色扮演练习
3. 教师巡查讲解指导
4. 操作考核
5. 课后作业

【步骤】

一、断指再植后作业评定

中华医学会手外科学会断指再植功能评定试用标准的介绍和使用。

二、断指再植后作业治疗

1. 介绍背侧保护性支具的使用,手部各关节的摆放角度。
2. 手部精细活动和肌力的练习。
3. 模拟工作训练的介绍和示范。

三、感觉再教育

1. **相关理论知识回顾**
2. **保护觉训练** 同学之间互相进行针刺、冷、热、深压刺激的练习,体会每一种感觉的特点,体会闭眼—睁眼时几种刺激带来的不同感受。
3. **触觉训练**
(1) 镜像训练:教师介绍并示范镜像疗法,并请同学们感受。
(2) 触觉定位:学生之间互相使用笔头点触手部(闭眼进行),感受触及的部位。
(3) 实体辨别觉:学生之间闭眼进行各种常用物品的辨别与感受,说出手中物体的名称。
4. **脱敏技术** 教师介绍并示范脱敏技术的使用,然后学生之间互相练习感受。

四、学生参与

1. 对于断指再植患者进行角色扮演练习,教师巡查。
2. 每组学生代表演示,进行考核。

【总结】

对学生完成的情况和出现的问题给予点评,实训结束时填写。

【思考题】

1. 如何根据患者的情况判断应为患者进行哪些治疗活动?
2. 脱敏训练的步骤?
3. 如何为断指再植患者设计职业治疗活动,更好地回归岗位?

(刘晓丹)

实训四 截 肢

【目的与要求】

1. **掌握** 截肢患者的作业评定方法。
2. **掌握** 截肢患者的作业治疗方法。

【地点】

作业治疗室

【学时数】

4 学时

【教具与器材】

1. 量表 Trinity 截肢和假肢体验量表、假肢评价问卷、使用假肢后的整体功能评定。
2. 量角器、沙袋、软尺、弹性绷带、塑形袜套等
3. 日常生活用品 衣服类;餐具类;厨房用具;清洁用品;文具类等。

【内容】

1. 学习截肢患者作业评定方法。
2. 学习截肢患者作业治疗方法。

【教学方法】

1. 多媒体及实际操作演示
2. 4~6 名学生分为一组,讨论并进行角色扮演练习
3. 教师巡查讲解指导
4. 临床见习
5. 操作考核
6. 课后作业

【步骤】

一、截肢患者的作业评定

1. 教师介绍针对截肢患者如何问诊,学生之间互相练习。
2. 教师讲解并示范对残肢的评定要点 外观、疼痛、ROM、肌力、感觉异常以及其他并

发症。

3. 教师讲解并示范针对上、下肢假肢的评定。

4. ADL 评定讲解和学生练习 Trinity 截肢和假肢体验量表、假肢评价问卷、使用假肢后的整体功能评定。

二、截肢后作业治疗

1. 弹力绷带包扎的应用示范,学生之间互相练习。

2. 塑形袜套的使用。

3. 临时假肢使用介绍。

4. 减敏感训练:减敏感技术介绍。

5. ROM,肌力训练。

6. 针对不同部位的截肢 ADL 训练介绍和示范。

7. 适配正式假肢后的假肢使用训练介绍与示范。

8. 职业前训练。

三、临床见习

教师对临床真实案例的讲解、评定和治疗,学生们以 4~6 人对患者进行评定和治疗。

【总结】

对学生完成的情况和出现的问题给予点评,实训结束时填写。

【思考题】

1. 不同部位截肢的患者应以哪方面训练为重点?

2. 是否保留残肢长度越长越好,为什么?

（刘晓丹）

第十三章 肌肉骨骼系统疾病作业治疗

实训一 前臂缺血性肌挛缩

【目的与要求】

1. **掌握** 前臂缺血性肌挛缩的表现。
2. **掌握** 正中、尺神经牵张技术和正中、尺神经滑动技术。
3. **掌握** 腕手屈肌腱的牵伸技术和矫形器的应用。

【地点】

作业治疗学实验室

【学时数】

4 学时

【教具与器材】

治疗床、PT 凳、关节量角器

【内容】

1. 复习缺血性肌挛缩理论课内容,学习正中、尺、桡神经神经受损后的表现。
2. 学习腕手屈肌腱挛缩的牵伸技术和矫形器的应用。

【教学方法】

1. 多媒体及实际操作演示
2. 4~6 位学生分为一组,讨论并进行角色扮演练习,每组学生代表演示
3. 教师巡查讲解指导
4. 操作考核
5. 课后作业

【步骤】

一、复习相关理论课内容

1. 缺血性肌挛缩理论课内容。
2. 正中、尺、桡神经神经受损后的表现。

二、神经松动和屈肌腱牵伸的操作

分组:2人一组,一人扮演患者,一人扮演治疗师。

1. 正中松动技术实操

(1)正中神经张力的评定:"患者"仰卧位,"治疗师"对其进行正中神经张力评定。测量姿势为:治疗师一手把患者肩胛骨下压,另一手握住"患手"使其腕背伸、手指伸直,并使患侧肩关节外展90°外旋90°,屈肘,然后慢慢伸直肘关节直到"患者"感觉到正中神经支配区出现胀和紧绷的感觉,测量肘关节屈曲的角度。如角度大于0°为神经张力增高。

(2)正中神经滑动训练:屈肘时伸腕,伸肘时屈腕,交替进行,先在被动下进行,然后主动进行。

(3)正中牵伸训练:同(1)法把"患侧上肢"摆放到上述体位,根据正中神经张力评定中所测量的肘关节角度,在该角度的基础上对肘关节进行小幅度有节律的屈伸摆动,直到胀和紧绷的感觉消减轻,逐渐增加伸肘幅度。直到肘关节完全伸直,进行终末牵张:肩外展90°、外旋、伸肘、前臂旋后、伸腕伸指,头向对侧侧屈。牵张必须在不引起神经感觉支配区出现麻木或在原来麻木的基础上加重或有异常感觉为度,缓慢进行。

2. 尺神经松动技术实操

(1)尺神经张力评定:"患者"仰卧位或坐位,治疗师一手控制肩胛骨使其下沉,肩关节外展90°,另一手握住"患手"使其伸腕伸指并尺偏,使患侧上肢前臂旋前、屈曲肘关节直到出现小指和环指出现胀和紧绷的感觉,测量肘关节屈曲的角度。

(2)尺神经滑动:伸肘时伸腕,屈肘时屈腕,缓慢交替。

(3)尺神经牵张:姿势同(1),类似推铅球的动作。同样根据神经张力检查,在不引起症状的角度下逐渐增加角度。

【注意事项】

神经牵张不宜过度用力。

【总结】

在实训结束时,对学生的完成情况和出现的问题给予点评。

【思考题】

神经松动的作用是什么？

实训二　类风湿关节炎的作业治疗

【目的与要求】

1. **掌握**　类风湿关节炎的作业治疗方法。
2. **熟悉**　类风湿关节炎的全身表现及关节表现。
3. **了解**　类风湿关节炎的作业活动设计注意事项。

【地点】

作业治疗学实验室

【学时数】

4 学时

【教具与器材】

1. **基本训练用具**　训练床;枕头;毛巾卷;椅子等。
2. **作业活动用具**　橡皮泥;编织用品;豆贴画和蛋壳画用品;剪纸用品;折纸;棋类;扑克;麻将牌等。
3. **ADL 训练用品及自助具**　弹簧筷子;粗柄勺或带 C 形器的勺子;厨房用具;长的弯柄梳;两头带有环状带的长毛巾;衣服类;清洁用品;长柄鞋拔;持笔器等。
4. **各种类型矫形器**　夜用休息位矫形器;腕关节夹板;肘关节动力型矫形器;腕部矫形器;掌指关节尺偏矫形器;"8"字形矫形器;踝足矫形器等。

【内容】

1. 复习类风湿关节炎作业治疗的理论课内容。
2. 学习类风湿关节炎常用的作业治疗方法。
3. 学习类风湿关节炎的作业活动设计方法。

【教学方法】

1. 多媒体及实际操作演示
2. 4~6 位学生分为一组,讨论并进行角色扮演练习,每组代表演示
3. 教师巡查讲解指导
4. 操作考核
5. 课后作业

【步骤】

一、正确的体位摆放

1. 俯卧位、仰卧位、坐位下肢体摆放。
2. 长期卧床患者的正确体位摆放。

二、常用作业治疗活动设计与训练方法

1. 橡皮泥、编织、豆贴画、蛋壳画、折纸、剪纸、刺绣等活动的设计与训练方法。
2. 麻将、下棋、书法、园艺、扑克等活动的设计与训练方法。

三、ADL 训练与自助具的应用

1. 穿衣、个人卫生和修饰等的训练及注意事项。
2. 写字和打电话、家务、运动等的训练及注意事项。

四、矫形器的使用

夜用休息位矫形器;腕关节夹板;肘关节动力型矫形器;腕部矫形器;掌指关节尺偏矫形器;"8"字形矫形器;踝足矫形器等的使用及注意事项。

【总结】

对学生的完成情况和出现的问题给予点评。

【思考题】

1. 给类风湿关节炎患者设计作业活动的注意事项有哪些?
2. 类风湿关节炎患者进行作业活动的目的有哪些?
3. 类风湿关节炎患者关节的保护方法?
4. 类风湿关节炎患者节省体能的主要原则?

实训三　强直性脊柱炎的作业治疗

【目的与要求】

1. **掌握**　强直性脊柱炎的作业评定方法。
2. **掌握**　强直性脊柱炎的作业治疗方法。
3. **熟悉**　强直性脊柱炎的全身表现及关节表现。

【地点】

作业治疗学实验室

【学时数】

4 学时

【教具与器材】

1. 各类评定量表和评定用具。
2. 基本训练用具　训练床;低枕或特制薄枕头、长枕头;毛巾卷;椅子;长方形软垫等。
3. ADL 训练用品及自助具　步行辅具如平行杠、步行器、拐杖、手杖等,衣服类;长柄鞋拔;取物器等。

【内容】

1. 复习强直性脊柱炎作业治疗的理论课内容。
2. 学习强直性脊柱炎的作业评定方法。
3. 学习强直性脊柱炎的作业治疗方法。

【教学方法】

1. 多媒体及实际操作演示
2. 4~6 位学生分为一组,讨论并进行角色扮演练习,每组代表演示
3. 教师巡查讲解指导
4. 操作考核
5. 课后作业

【步骤】

1. 健康宣教的模拟演示。
2. 正确的体位摆放　俯卧位、仰卧位、坐位、站位下肢体摆放。

3. ADL 训练 步行、如厕、穿衣等的训练及自助具的应用。

【总结】

对学生的完成情况和出现的问题给予点评。

【思考题】

1. 强直性脊柱炎的全身表现有哪些？
2. 强直性脊柱炎的评定方法有哪些？
3. 强直性脊柱炎患者如何进行正确的体位摆放？

（陈少贞　古月明）

第十四章 精神障碍作业治疗

实训 精神分裂症及双相障碍作业治疗

【目的与要求】

1. 精神分裂症特点和作业治疗方法选择。
2. 双相障碍特点和作业治疗方法选择。

【地点】

作业治疗学实验室

【学时数】

4 学时

【教具与器材】

1. 各种评定表格和评定用具
2. 隐去患者个人信息（姓名、住址、电话等）的精神分裂症和双相障碍患者临床病历
3. 患者面谈和作业活动时的视频
4. 多媒体设备

【内容】

1. 从病历中提炼患者基本情况。
2. 完善评定，包括人的评定、环境评定及作业评定。
3. 根据评定结果制订作业治疗计划及选择治疗方法。

【教学方法】

1. 多媒体及步骤的演示
2. 4~6 名学生分为一组，各组讨论并完成不同的病历
3. 教师巡查讲解指导
4. 各组选出代表发言
5. 课后作业

【步骤】

一、提炼患者基本情况

1. 4~6 人一组,每组一份患者病历。
2. 从病历中摘出患者的年龄、性别、家庭构成等基本信息以及发病的经过等临床资料。

二、完善评定

1. 观看患者视频,完善评定。
2. 对认为重要的评定信息,如基本社会参加能力的评定要项,但是病历中又未记载的,视频中又未出现的,可根据患者现有的信息、精神分裂症和双相障碍的一般临床常见特点自由设定。

三、制订治疗计划

1. 主要问题点的提出 针对上述问题点的分析,找出最迫切又可能解决的问题。
2. 根据精神患者所处的病程,制订短期目标和长期目标。
3. 选择治疗方法。
4. 小组学生代表发言。

【注意事项】

1. 选用隐去患者隐私的病历,如果条件限制未隐去患者姓名等的要特别留意患者隐私的保护。
2. 实训重在精神障碍作业治疗的临床思路的训练,在指导的过程中要重视障碍的分层、评定内容的全面性、问题点提出的重要层次、治疗方法选择的合理性。

【总结】

对学生完成的情况和出现的问题给予点评,实训结束时填写。

【思考题】

1. 精神分裂症常见的阴性和阳性症状有哪些?
2. 针对各种症状的作业活动有哪些?
3. 精神分裂症各期的治疗要点有哪些?
4. 双相障碍的临床表现有哪些?
5. 双相障碍的治疗原则及各期治疗要点有哪些?

（陶　倩）

第十五章 儿科疾病作业治疗

实训一 儿童作业评定

【目的与要求】

1. **掌握** 儿童作业技能评定方法。
2. **掌握** 儿童作业活动能力评定方法。
3. **熟悉** 儿童一般情况评定方法。

【地点】

作业治疗学实验室

【学时数】

4 学时

【教具与器材】

各类评定量表和评定用具、玩具等

【内容】

1. 复习儿童作业评定理论课内容。
2. 学习儿童作业技能评定方法、作业活动能力评定方法、各类评定量表的使用。
3. 学习儿童一般情况评定方法。

【教学方法】

1. 多媒体及实际操作演示
2. 4~6 位学生分为一组,讨论并进行角色扮演练习,每组代表演示
3. 教师巡查讲解指导
4. 操作考核
5. 课后作业

【步骤】

一、复习相关理论课内容

1. 儿童作业评定的概念、原则、目的、种类,ICF-CY 的概念及临床应用。
2. 儿童作业评定的内容。

二、各类评定量表的学习和使用步骤

1. 介绍儿童上肢运动功能评定常用量表,从 Peabody 运动发育评定(PDMS-2)、精细运动能力测试量表(FMFM)、脑瘫儿童手功能分级系统(MACS)等上肢运动功能评定量表中选一个或两个量表进行讲解,包括具体使用方法和注意事项,提前准备好一段幼儿评定视频,给学生每人一份量表,请学生根据评定视频得出评定分数。

2. 介绍儿童感知觉评定常用量表,从儿童感觉统合能力发展评定量表、婴幼儿感觉功能测试表(TSFI)、感觉问卷(SP)等感知觉评定量表中选一个或两个量表进行讲解,包括具体使用方法和注意事项,提前准备好一段幼儿评定视频,给学生每人一份量表,请学生根据评定视频得出评定分数。

3. 介绍儿童认知功能评定常用量表,从韦氏幼儿智力量表(第 4 版)(WPPSI-IV)、韦氏儿童智力量表(第 4 版)(WISC-IV)中选一个或两个量表进行讲解,包括具体使用方法和注意事项,提前准备好一段幼儿评定视频,给学生每人一份量表,请学生根据评定视频得出评定分数。

4. 介绍儿童心理及适应性行为评定常用量表,从文兰德适应行为量表(VABS)、儿童适应行为评定量表、婴儿 - 初中生社会生活能力评定量表中选一个或两个量表进行讲解,包括具体使用方法和注意事项,提前准备好一段幼儿评定视频,给学生每人一份量表,请学生根据评定视频得出评定分数。

5. 介绍儿童发育评定常用量表,从 Gesell 发育诊断量表(GDDS)、贝利婴儿发育量表(BSID)中选一个或两个量表进行讲解,包括具体使用方法和注意事项,提前准备好一段幼儿评定视频,给学生每人一份量表,请学生根据评定视频得出评定分数。

6. 介绍儿童作业活动能力评定常用量表,从儿童功能独立性评定量表(WeeFIM)、儿童能力评定量表(PEDI)中选一个或两个量表进行讲解,包括具体使用方法和注意事项,提前准备好一段幼儿评定视频,给学生每人一份量表,请学生根据评定视频得出评定分数。

【总结】

对学生的完成情况和出现的问题给予点评。

【思考题】

1. 儿童作业评定的概念?

2. 儿童作业评定的原则？
3. 儿童作业评定的目的？
4. 儿童作业评定的主要内容有哪些？

（古月明）

实训二 以家庭为中心的发育障碍作业治疗

【目的与要求】

1. **掌握** 发育障碍儿童的日常生活活动训练方法。
2. **掌握** 精细运动功能训练方法、书写技能训练方法及游戏治疗方法。
3. **熟悉** 辅助器具与环境改造。

【地点】

作业治疗学实验室

【学时数】

4 学时

【教具与器材】

1. **日常生活活动训基本用具** 进食训练用具、更衣训练用具、如厕训练用具、洗漱训练用具,如训练用娃娃模型、矫正椅、奶瓶、盘子、万能袖带、弯柄汤匙、加粗加长手柄的汤匙、防洒碗、弹力绷带、纸杯、塑料杯、宽松衣裤、更衣器、纽扣器、穿袜器、特制外衣纽扣、鞋拔、便盆、椅子型便盆、三角椅、牙刷、梳子、毛巾、香皂、浴盆、玩具等,还有进食训练用的食品如米糊、藕粉羹、酸奶、土豆泥、饼干、薯条、馒头、香蕉、水果条等。

2. **精细运动功能训练用具** 手功能训练用具、视知觉功能训练用具、手眼协调能力训练用具,如毛刷、毛巾、按摩球、电动牙刷、冰袋、温水袋、玩具汽车、花铃棒、绒球、豆子、笔、牙签、头发、绿豆、迷宫练习图书、找不同图书、涂颜色图书、七巧板、打地鼠、蘑菇钉、捞鱼套装玩具、儿童篮球架、篮球、串珠子玩具、积木、橡皮泥、水果切切乐、折纸套装玩具等。

3. **书写技能训练用具** 面团或橡皮泥、加粗笔、免握笔、独脚凳、巴氏球、荧光笔、尺子等。

4. **游戏用具** 各种球类、沙包、毽子、有声玩具、多种水果如苹果、香蕉、草莓、榴莲或不同口味水果糖、小丑套塔、马卡龙积木、多孔配对智力盒、几何形状积木小火车、积木、彩色圈圈、吹泡泡玩具、气球、橡皮泥、简笔画图书、橡皮筋、手绢、积木、毽子、袋鼠跳袋子等。

【内容】

1. 复习以家庭为中心的发育障碍作业治疗理论课内容。
2. 学习发育障碍儿童的日常生活活动训练方法。
3. 学习发育障碍儿童的精细运动功能训练方法。

4. 学习发育障碍儿童的书写技能训练方法。

5. 学习发育障碍儿童的游戏治疗方法。

【教学方法】

1. 多媒体及实际操作演示

2. 4~6 位学生分为一组，讨论并用娃娃模型进行角色扮演练习，每组代表演示

3. 教师巡查讲解指导

4. 操作考核

5. 课后作业

【步骤】

一、日常生活活动训练

1. 进食训练。

2. 更衣训练。

3. 如厕训练。

4. 洗漱训练。

二、精细运动功能训练

1. 手功能训练。

2. 视知觉功能训练。

3. 手眼协调能力训练。

三、书写技能训练

1. 书写评定。

2. 书写技能训练。

四、游戏治疗

1. 游戏的评定。

2. 肢体功能障碍儿童的游戏治疗。

3. 感知觉障碍儿童的游戏治疗。

4. 社会情绪和行为障碍儿童的游戏治疗。

【总结】

对学生的完成情况和出现的问题给予点评。

【思考题】

1. 发育障碍儿童坐在矫正椅上进食的体位与姿势如何？
2. 如厕训练应采取什么体位？
3. 如何训练手的感知觉？
4. 可以提高视知觉功能的训练有哪些？
5. 感知觉障碍儿童的游戏治疗方法有哪些？

（姜志梅 古月明）

实训三　作业治疗在发育障碍中的应用

【目的与要求】

1. **掌握**　脑性瘫痪、孤独症谱系障碍、学习障碍常用作业评定量表的使用。
2. **熟悉**　WeeFIM 功能独立性量表的使用方法。

【地点】

作业治疗学实验室

【学时数】

4 学时

【教具与器材】

1. **脑性瘫痪常用作业评定量表**　贝利婴儿发育量、脑瘫儿童手功能分级系统（MACS）、Peabody 运动发育评定（PDMS-2）、Carroll 手功能评定（UEFT）。
2. **孤独症谱系障碍常用作业评定量表**　儿童功能独立性评定量表（WeeFIM）、心理教育评定量表（PEP-3）、文兰德适应行为量表（VABS）。
3. **学习障碍常用作业评定量表**　儿童感觉统合能力发展评定量表、学习障碍筛查量表（PRS）。

【内容】

1. 复习脑性瘫痪、孤独症谱系障碍、学习障碍理论课内容,学习常见临床表现。
2. 学习上述三种疾病相关量表评定。

【教学方法】

1. 多媒体及实际演示
2. 分组进行案例分析
3. 教师讲解指导
4. 作业训练室临床体验
5. 操作考核
6. 课后作业

【步骤】

一、复习相关理论课内容

1. 复习理论课内容
（1）脑性瘫痪、孤独症谱系障碍、学习障碍的概念。
（2）脑性瘫痪的临床分型。
（3）孤独症谱系障碍的临床表现。
2. 脑性瘫痪、孤独症谱系障碍、学习障碍常用作业评定。

二、作业评定

儿童功能独立性评定量表（WeeFIM）的学习步骤
1. 讲解该量表的使用方法。
2. 每人一份量表，以第一项为例，按照每个患儿情况填写，得出评分。
3. 每人按同样的方法把整个量表填写完整。
4. 计算总分。
5. 根据总分进行功能独立性分级。

三、案例分析

准备内容：三种典型病例的患者年龄、性别、诊断，包括：脑性瘫痪、孤独症谱系障碍、学习障碍。

1. 5人为1组，共分6组，抽取准备好的典型案例，15分钟评定时间，评定结束后，以组为单位，陈述评定结果。
2. 被指定的其他组组员进行点评。
3. 最后老师进行总结。

【注意事项】

作业治疗室内进行实际作业评定时确保儿童的安全。

【总结】

对学生完成的情况和出现的问题给予点评，实训结束时填写。

【思考题】

孤独症谱系障碍患儿常见胃肠道问题？

（姜志梅）

第十六章 │ 其他疾病和损伤的作业治疗

实训一　心血管疾病的作业治疗

【目的与要求】

1. **掌握**　心血管疾病作业评定方法。
2. **掌握**　心血管疾病作业治疗技术。

【地点】

作业治疗实验室、作业治疗室

【学时数】

3 学时

【教具与器材】

1. 治疗床,椅子、多媒体设备
2. 作业活动器材

【内容】

1. 心血管疾病作业评定
2. 心血管疾病不同时期的作业治疗技术

【教学方法】

1. 理论讲解、现场示范及多媒体演示
2. 实践操作与分组练习
3. 教师巡查指导
4. 课后练习
5. 操作考核

【步骤】

1. 介绍心血管疾病的作业评定　了解病史及作业表现问题;运动试验或6分钟步行试验;

运动量控制(心率、血压、主观劳累程度计分、最大吸氧量、代谢当量、靶心率计算等);日常活动能力评定(监控式任务评定);社会心理障碍评定。

　　2. 介绍心血管疾病作业治疗技术　体能训练方法(磨砂板训练活动、功率自行车训练活动、步行,慢跑等);ADL针对性训练活动;节能技术应用;作业宣教;职业及娱乐活动训练等。

　　3. 分组练习上述方法。

　　4. 各组学生代表操作演示,教师点评。

【注意事项】

　　1. 明确心血管疾病的作业治疗适应证与禁忌证。

　　2. 循序渐进,根据患者的适应程度随时调整方案。

【总结】

　　对学生完成的情况和出现的问题给予点评,实训结束时填写。

【思考题】

　　1. 不同时期心血管疾病作业治疗技术要点?

　　2. 如何控制心血管疾病患者的运动量?

(侯　红)

实训二　慢性阻塞性肺疾病的作业治疗

【目的与要求】

1. 掌握　COPD 作业评定方法。
2. 掌握　COPD 作业治疗技术。

【地点】

作业治疗实验室、作业治疗室

【学时数】

3 学时

【教具与器材】

1. 治疗床,椅子、多媒体设备
2. 作业活动器材

【内容】

1. COPD 作业评定要点
2. COPD 呼吸训练、体能训练及日常活动能力训练的具体操作
3. COPD 作业治疗教育要点

【教学方法】

1. 理论讲解、现场示范及多媒体演示
2. 实践操作与分组练习
3. 教师巡查指导
4. 课后练习
5. 操作考核

【步骤】

1. 介绍 COPD 作业治疗评定要点。
2. 呼吸训练(吹气球法、腹式呼吸法);体能训练方法(磨砂板训练活动、功率自行车训练活动、步行,慢跑等);ADL 针对性训练活动(配合呼吸、节能技术应用、日常姿势纠正等)。
3. 分组练习上述方法。
4. 各组学生代表操作演示,教师点评。

5. 以病例形式分析并讨论 COPD 患者作业治疗教育要点。

【注意事项】

1. 明确慢性阻塞性肺疾病的适应证与禁忌证。
2. 循序渐进,根据患者的适应程度随时调整方案。

【总结】

对学生完成的情况和出现的问题给予点评,实训结束时填写。

【思考题】

COPD 患者在进行哪些活动时应该特别注意呼吸,并应该如何调整呼吸方式?

（侯　红）

实训三　烧伤的作业治疗

【目的与要求】

掌握　烧伤的作业治疗方法。

【地点】

作业治疗实验室、作业治疗室

【学时数】

3 学时

【教具与器材】

1. 治疗床,椅子、多媒体设备
2. 作业活动器材

【内容】

1. 烧伤早期体位摆放
2. 烧伤早期活动
3. 烧伤中期后期作业活动

【教学方法】

1. 理论讲解、现场示范及多媒体演示
2. 实践操作与分组练习
3. 教师巡查指导
4. 课后练习
5. 操作考核

【步骤】

1. 介绍烧伤后早期各关节体位摆放
2. 烧伤各期作业活动
3. 分组练习上述方法
4. 各组学生代表操作演示,教师点评
5. 以病例形式分析并讨论烧伤作业治疗教育要点

【注意事项】

循序渐进,根据患者功能状态随时调整方案。

【总结】

对学生完成的情况和出现的问题给予点评,实训结束时填写。

【思考题】

简述烧伤后作业治疗?

(胡玉明)

第十七章 作业治疗记录的撰写

实训 作业治疗记录的撰写方法

【目的与要求】

1. **掌握** 作业治疗记录中主观资料、客观资料、评定与分析资料及干预计划的撰写方法。
2. **掌握** 作业治疗记录的撰写原则。
3. **掌握** 作业治疗记录撰写的注意事项。

【地点】

作业治疗实验室

【学时数】

2学时

【教具与器材】

1. 多媒体设备
2. 笔、纸张

【内容】

撰写一份完整的作业治疗记录

【教学方法】

1. 多媒体及案例演示
2. 2~4名学生分为一组,分组角色扮演练习
3. 教师巡查讲解指导
4. 学生分组汇报
5. 考核及点评

【步骤】

1. 介绍完整的治疗记录案例。
2. 学生分组,根据要求1名学生扮演患者,其余学生完成主观资料与客观资料的采集与

撰写。

　　3. 完成评定与分析资料及干预计划的撰写。

　　4. 学生分组汇报所书写的记录,教师考核及点评。

【总结】

　　对学生完成的情况和出现的问题给予点评,实训结束时填写。

【思考题】

　　1. 主观资料如何采集?

　　2. 客观资料包括什么内容?

　　3. 如何制定长期与短期目标?

　　4. 干预计划如何撰写?

（窦祖林）